AF240020

NOTE

A PROPOS DE LA

PARALYSIE TRAUMATIQUE

PAR COMPRESSION DU PLEXUS SACRÉ

PENDANT L'ACCOUCHEMENT

PAR

Le DR ADENOT

Ex-Prosecteur à la Faculté de médecine de Lyon.

----- ✕ -----

Extrait du « LYON MÉDICAL »

LYON

ASSOCIATION TYPOGRAPHIQUE

F. PLAN, RUE DE LA BARRE, 12.

1893

NOTE

A PROPOS DE LA

PARALYSIE TRAUMATIQUE

PAR COMPRESSION DU PLEXUS SACRÉ

PENDANT L'ACCOUCHEMENT

Par le Docteur ADENOT

Ex-Prosecteur à la Faculté de médecine de Lyon.

Depuis la thèse de M. Bianchi : *Sur les paralysies traumatiques des membres inférieurs chez les nouvelles accouchées* », les observations publiées depuis ont pleinement confirmé les conclusions du médecin lyonnais. Ces paralysies traumatiques, n'en restent pas moins une complication exceptionnelle de l'accouchement. Elles se distinguent, par conséquent, des autres paralysies puerpérales, non seulement par leurs causes, mais encore par cette rareté. Les hémiplégies, les paraplégies, les paralysies faciales, etc., provoquées le plus souvent par un état général grave (albuminurie, etc.), forment, en effet, contrairement aux précédentes, un groupe de paralysies incontestablement plus fréquentes. Certains auteurs, et Churchill en particulier, refufusent même toute action à la compression par la tête fœtale sur le plexus de l'excavation et expliquent toutes les paralysies par un état général ; ces auteurs fondent leur opinion sur cette rareté des paralysies imputables à la compression, comparée à la fréquence des accouchements laborieux, et sur la fréquence des paralysies des autres parties du corps.

Bien que rares, les paralysies d'ordre traumatique consécutives aux accouchements laborieux sont admises aujourd'hui. Bianchi (1), dans son travail devenu classique, remarque « que ces paralysies rares surviennent ordinairement après un accouchement laborieux et prolongé, dans lequel le fœtus s'est présenté par le sommet, et qu'on a dû terminer par l'application du forceps. Ces paralysies sont presque toujours unilatérales et limitées à la sphère du nerf sciatique. Elles sont incomplètes, temporaires ou persistantes et peuvent se compliquer de l'atrophie des muscles intéressés ».

La compression exercée sur le plexus sacré pendant l'accouchement une fois admise, les auteurs se divisent encore sur la question de l'agent de la compression : le forceps ou la tête fœtale. Bianchi, très éclectique, tend cependant à accuser surtout le forceps, attendu qu'il n'a rencontré que des cas dans lesquels il s'agissait d'accouchements laborieux terminés par le forceps ; mais il cite une observation d'après laquelle la femme ressentit un engourdissement dans la jambe quatre heures avant qu'il fit usage du forceps ; on ne peut donc accuser cet instrument d'avoir occasionné la paralysie dont ce même membre fut affecté.

Léon Tripier, dans son article du *Dict. encycl. des sc. méd.*, art. NERFS, rappelle à ce propos l'opinion de Burns et de Jaccoud (Livre *Des paralysies*) qui soutiennent qu'on peut voir ces accidents survenir après les accouchements les plus naturels.

Keating, cité par Weir-Mitchell partage cette opinion. Ce sont là, ajoute L. Tripier, des exceptions ; comme l'ont fait observer ces auteurs, les principaux nerfs contenus dans l'excavation pelvienne sont disposés de telle sorte que l'on comprend, jusqu'à un certain point, pourquoi ils sont si rarement atteints par la tête fœtale dans les conditions ordinaires. En effet, le nerf crural est protégé par les muscles

(1) Thèse de Paris, 1867.

psoas et iliaque et l'angle sacro-vertébral écarte la tête des gouttières latérales qui logent les nerfs sciatiques. Quant aux nerfs sacrés, ils sont placés en arrière ; or, l'effort de la tête porte surtout en avant contre la symphyse pubienne.

Weir-Mitchell insiste avec raison sur l'épaisseur des gaines dont sont pourvus les nerfs en question, de sorte qu'ils peuvent être comprimés, même fortement, sans qu'il en résulte pour cela de désordres graves. Les recherches que Léon Tripier a entreprises avec M. Arloing sur la ligature des nerfs prouvent, en effet, que la force employée et le fil constricteur restant les mêmes, les résultats varient surtout avec le volume du nerf et l'épaisseur de la gaine. M. Tripier n'en conclut pas moins que les lésions sont généralement causées par les manœuvres faites avec le forceps.

Le docteur Laville (de Gaillac) (1) recherche ailleurs que dans les manœuvres faites avec le forceps la cause de la paralysie. Pour lui, cette dernière tient à la position suivant laquelle la tête a parcouru le canal pelvien.

« Au détroit supérieur, et dans l'immense majorité des cas, le diamètre sous-occipito-bregmatique correspondant à l'un des diamètres obliques du bassin, l'engagement s'effectue suivant cette position. La tête ne tarde pas à exécuter un mouvement de rotation par lequel l'occiput est le plus souvent ramené en avant derrière le pubis, quelquefois en arrière, dans la concavité du sacrum. L'une de ces deux positions étant acquises, les plexus seront protégés par les saillies, légères, mais suffisantes, que présente le sacrum dans les points de soudure avec les vertèbres sacrées. Mais que la tête parcoure le canal pelvien sans exécuter son mouvement de rotation interne (ainsi qu'il est arrivé dans le cas qui fait l'objet de l'observation du D' Laville), pendant tout le temps de descente, et ce temps est quelquefois fort long, la tête sera en rapport avec l'une des gouttières latérales du sacrum ; les nerfs, qui constituent la portion la plus impor-

(1) *Annales de gynécologie,* septembre 1879.

tante des tissus qu'elles logent, seront susceptibles d'être comprimés pendant un assez long temps, et assez énergiquement pour que leurs fonctions soient abolies d'une façon passagère ou durable, suivant le degré de pression subi par ces organes.

Telle est la cause à laquelle je ne doute pas que la paralysie des membres inférieurs, paralysie survenant pendant le travail, ne soit généralement attribuable. » Ce qui constitue la rareté des paralysies de ce genre, c'est la rareté même du défaut de rotation interne, la tête ayant les dimensions ordinaires et s'appuyant dans un bassin normal. Défaut de rotation interne, telle est la théorie du docteur Laville.

On ne s'est pas borné à discuter l'agent de la compression et l'on s'est demandé quel était le nerf comprimé.

M. Lefèvre (1) et M. Vinay (2) cherchent à démontrer que la lésion est non seulement unilatérale, mais encore qu'elle doit être attribuée à la compression du nerf lombo-sacré au moment où ce nerf contourne en arrière la saillie du détroit supérieur pour pénétrer dans l'excavation pelvienne. Lefèvre s'appuie plus spécialement pour soutenir cette opinion sur les phénomènes douloureux ressentis dans la sphère du nerf fessier supérieur (qui provient du lombo-sacré), et le séjour généralement prolongé de la tête au détroit pelvien.

M. Vinay, avec plus de précision encore, « ne base pas son opinion sur la seule présence des troubles sensitifs dans la sphère du fessier supérieur, mais bien sur la coïncidence d'une double paralysie, celle des muscles innervés par le sciatique poplité externe et celle de certains muscles (tenseur fascia lata, fessier moyen et fessier inférieur), animés par le nerf fessier supérieur gênant considérablement la rotation de la cuisse en dedans. Pour M. Vinay les paralysies

(1) Thèse de Paris, 1876. *Paralysie puerpérale traumatique des membres inférieurs.*

(2) *Revue de médecine*, 1887.

traumatiques puerpérales sont des paralysies radiculaires, et ajoute cet auteur, il ne faut pas oublier que dès leur issue de la moelle, les filets nerveux ont une existence distincte ; il sont spécialisés, et il en résulte dans les lésions qui les atteignent un ensemble de symptômes bien spéciaux.

Certainement quelques observations, et en particulier celle publiée par M. Vinay, ont permis à leur auteur d'apporter une grande rigueur dans le diagnostic des branches nerveuses comprimées par la tète fœtale ou par le forceps. Mais le nerf lombo-sacré ne fournit pas seulement au nerf fessier supérieur et au sciatique poplité externe, il envoie aussi des filets radiculaires au nerf sciatique poplité interne (Lefèvre le reconnaît lui-même), c'est-à-dire aux nerfs des muscles postérieurs de la jambe, par conséquent des troubles musculaires étendus dans le domaine de ces derniers, comme en est un exemple le fait que nous rapportons plus loin, sont d'accord avec l'anatomie la plus rigoureuse. Nous pensons donc que Lefèvre est trop exclusif dans sa théorie et que le sciatique poplité externe n'est pas exclusivement atteint. Par contre, ces restrictions faites, les troubles paralytiques développés aussi dans le domaine du sciatique poplité interne, seraient en faveur de la théorie soutenue par Lefèvre et Vinay, à savoir que la compression s'effectue sur le nerf lombo-sacré qui fournit aux deux branches de division du sciatique.

Les conclusions du docteur Bianchi nous plaisent d'ailleurs davantage.

« Ces paralysies, dit-il, sont presque toujours unilatérales et limitées à la sphère du nerf sciatique. » Les observations publiées dans sa thèse sans rien préjuger signalent simplement dans quelques cas une prédominance du côté du sciatique poplité externe.

Il est prudent de ne pas chercher à préciser d'une façon trop absolue les branches nerveuses d'un plexus qui ont pu être comprimées dans de telles conditions. C'est ainsi, dit

Féré dans son *Traité de l'anatomie du système nerveux*, que Lefèvre (1876) a cherché à expliquer par la compression du nerf lombo-sacré certaines paralysies partielles du membre inférieur, se produisant principalement à la suite d'ac-

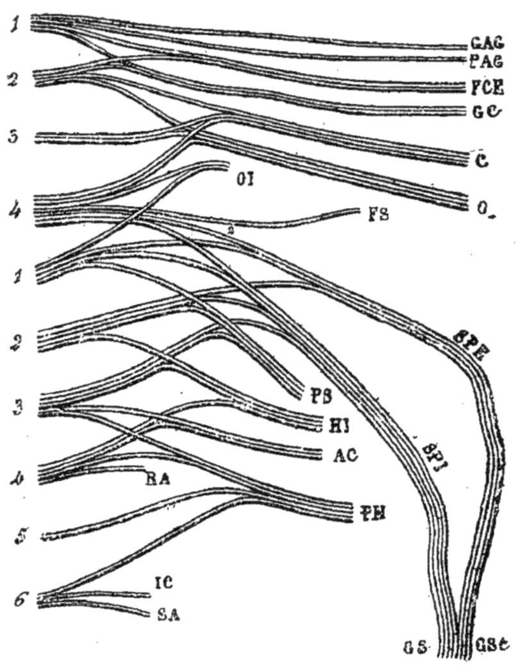

Schéma des principales branches nerveuses fournies par les paires lombaires et sacrées. (D'après Féré.)

1, 2, 3, (4-5), 1, 2, 3, 4, 5, 6. Les cinq paires lombaire et les cinq paires sacrées. On a réuni à la quatrième lombaire la cinquième qui fournit exclusivement au lombo-sacré, 1, 2, pour montrer qu'il est impossible de dissocier ce nerf jusqu'à ses origines. (Féré, *Anat. du sept. nerveux.*)

couchements laborieux et siégeant de préférence dans le domaine du sciatique poplité externe. Cette hypothèse avait pour elle cette circonstance que dans cette paralysie qu'on aurait pu considérer comme une paralysie radiculaire du membre inférieur, le nerf fessier supérieur qui est fourni par le lombo-sacré est presque toujours atteint ; mais il restait à démontrer que le sciatique poplité externe provenait du lombo-sacré exclusivement et que le lombo-sacré ne fournissait pas à d'autres nerfs du membre pelvien. De nouvelles dissections lui ont montré (Féré, *Note sur un point de l'anatomie du nerf sciatique*, Bull. Soc. an., p. 110, 1879), qu'il n'en est pas ainsi, mais que le lombo-sacré concourt aussi à la formation du sciatique poplité interne, et que le sciatique poplité externe reçoit en outre de la 1re et de la 2e paire sacrées.

A la suite de dissections minutieuses portant sur 19 nouveau-nés il est arrivé aux conclusions suivantes : 1° le sciatique poplité externe ne provient pas uniquement du nerf lombo-sacré ; 2° non seulement le lombo-sacré, mais aussi la partie de la quatrième paire lombaire, qui va au plexus sacré, ne fournissent pas seulement au sciatique poplité externe, mais se partagent à peu près également entre les deux branches principales du nerf sciatique ; 3° même en admettant la possibilité de la compression isolée du lombo-sacré au détroit supérieur, la localisation exclusive de la paralysie au sciatique poplité externe, reste inexpliquée.

Féré a choisi des nouveau-nés pour ces recherches parce qu'il est très facile chez eux d'isoler les faisceaux nerveux. En commençant par la partie inférieure on peut séparer sans peine les deux branches du nerf sciatique jusqu'au plexus et démêler leurs origines.

Voici d'autre part notre observation :

Mme L. R..., âgée de 39 ans, rentière, habitant Lyon. Mariée depuis un an et demi. Primipare. Antécédents héréditaires et personnels sans importance. Embonpoint très marqué. Pas de malformation du côté du squelette ou des articulations. Le diamètre promonto-sous-pubien me paraît légèrement diminué (11 1/2).

Accouchement le 5 juin 1892. Début des douleurs dans la nuit ; elles sont très violentes à huit heures du matin. Col effacé et dilaté à cinq francs. La tête en OIGA me paraît au toucher volumineuse et les os très durs.

A neuf heures, les douleurs sont excessives et s'accompagnent de crampes très douloureuses dans le membre inférieur gauche. Ces crampes, par leur violence, deviennent une véritable complication.

Dilatation complète à trois heures du soir, la poche est intacte. Les contractions et les douleurs n'ont pas cessé d'être extrèmement violentes. A ce moment elles deviennent moins fréquentes et faiblissent brusquement. La malade est épuisée. Je romps la poche et fais une application de forceps au détroit supérieur après anesthésie au chloroforme. Application suivant le diamètre oblique droit. L'écartement des manches du forceps paraît exagéré.

Tractions avec les lacs. L'enfant ne souffre pas, les battements du cœur sont satisfaisants. J'amène un garçon vivant vigoureux.

Hémorrhagie utérine légère. Après trois quarts d'heure, le placenta n'est pas décollé, les douleurs sont faibles, irrégulières, l'utérus se ramollit et une hémorrhagie qui se produit augmente rapidement dans des proportions inquiétantes. Le placenta est décollé avec la main par M. le docteur Conche. Soins antiseptiques. Suites très simples du côté de l'utérus.

L'enfant pèse 3 kil. 250. Circonférence sous-occipito-bregmatique, 31 cent. ; circonférence occipito-frontale, 36 cent.

Ces mensurations ont été prises immédiatement après l'extraction. Le chevauchement des pariétaux est très marqué, mais les os sont remarquables par leur épaisseur et leur dureté. Le bras gauche de l'enfant est resté pendant huit jours paralysé, sans fracture, ni décollement épiphysaire.

Le soir et le lendemain de l'accouchement, la mère souffre encore de douleurs sourdes dans la jambe gauche, mais les trouve très supportables en comparaison des crampes précédentes. Mon attention ne fut pas attirée à ce moment par un état parétique partiel du membre inférieur.

Ce n'est que plusieurs jours après qu'elle se plaignit de la persistance de douleurs du côté du mollet et de la cuisse antéro-externe des muscles de la jambe.

Les mouvements du pied sont possibles, mais l'énergie des mouvements de flexion et d'extension est très sensiblement diminuée par comparaison avec le pied droit.

L'examen de la sensibilité ne fournit aucune indication précise. Il n'existait d'ailleurs pas la moindre trace d'œdème du membre. L'état des vaisseaux fut examiné avec un grand soin, et nous pouvons écarter absolument l'idée d'un début de phlébite en quelque point que ce fût du trajet de ces vaisseaux.

Pas d'albumine dans les urines.

19 juin. L'état général continuant à être excellent, j'autorise la malade à se lever. Mais à ce moment elle constate l'impotence absolue de la jambe gauche qui fléchit et fuit sous elle sans force et inerte. La jambe droite, au contraire, lui permet de se soutenir et de remonter dans son lit.

Lorsque nous vîmes la malade, nous constatâmes une impotence fonctionnelle très marquée des muscles de la face postérieure de la jambe, avec un état tout particulier de flaccidité du côté du mollet.

En même temps existait une atrophie très nette du membre qui, pour des raisons accessoires, nous n'avons pu alors mesurer exactement.

29 juin. La malade, qui cherche à se lever, se plaint toujours de la faiblesse extrême de la jambe gauche qui ne fonctionne pas convenablement et ne lui permet pas de marcher. Elle plie, dit-elle, au moindre effort.

15 juillet. La faiblesse de la jambe gauche persiste. Atrophie de 2 centimètres mesurée au niveau du mollet et du tiers inférieur de la cuisse. Les muscles des régions postérieures et latérales se contractent bien par les courants faradiques.

La marche, toujours difficile, ne provoque aucune trace d'œdème du membre.

Septembre. Après un séjour à la campagne et un traite-ment local excitant (frictions, massage), la malade revient à Lyon très améliorée ; l'atrophie a diminué, mais il existe encore une petite différence d'un demi-centimètre avec le côté droit. La jambe et le pied ont recouvré leur force pro-gressivement.

Dans cette observation nous n'avons pas constaté la para-lysie complète et systématisée du nerf sciatique poplité externe comme elle a été notée plusieurs fois à la suite de traumatisme pendant l'accouchement ; il ne s'est produit en réalité qu'un état parétique assez marqué, aussi bien des muscles postérieurs que des muscles latéraux de la jambe, suivi d'une atrophie très nette de la région et accompagné de quelques troubles sensitifs. Ces troubles fonctionnels et trophiques résultaient certainement de compression du plexus sacré pendant l'accouchement, compressions qui se tradui-saient alors par les douleurs et les crampes atroces dans la jambe gauche bien avant notre application du forceps et qui ont abouti à une névrite légère dans le domaine des deux sciatiques poplités à la jambe gauche.

La compression exercée ne l'était sans doute pas par le forceps qui fut placé sans difficultés et sans efforts. La dureté des os du crâne et un détroit légèrement rétréci seraient plutôt incriminables. Comme causes accessoires, nous re-trouvons aussi quelques-unes de celles signalées dans bien des observations antérieures (âge relativement avancé de la femme, primiparité, hémorrhagie de la délivrance, etc.).

Que l'agent de la compression ait été la tête fœtale ou le forceps, il est nécessaire de compter avec les recherches et l'opinion de Féré, si compétent dans la question des origines radiculaires des plexus nerveux ; et d'autre part la participa-tion d'une paralysie dans le domaine du sciatique poplité interne ne devra pas faire rejeter la compression possible sur le même tronc lombo-sacré qui fournit à ce dernier.

En résumé, comme cause des paralysies traumatiques chez les nouvelles accouchées, on a accusé successivement le forceps et la tête fœtale. La compression paraît s'effectuer principalement (sans que cela soit prouvé) sur le nerf lombo-sacré ; cette localisation de la compression est démontrée non pas par des paralysies exclusives dans le domaine du nerf sciatique poplité externe, ce qui est contraire à la constitution anatomique du nerf lombo-sacré, mais par des paralysies possibles également dans le domaine du sciatique poplité interne, avec prédominance plus marquée, il est vrai, du côté du sciatique poplité externe ; mais jusqu'à présent la prédominance des lésions du côté de ce nerf reste inexpliquée.

www.ingramcontent.com/pod-product-compliance
Lightning Source LLC
LaVergne TN
LVHW010302060726
842527LV00007B/2829